Inhalt.

Bei Bearbeitung vorliegender Blätter ging man in erster Linie von dem Standpunkte aus, die hohen Arzneirechnungen, welche bei fast allen Krankenkassen von Jahr zu Jahr bedeutend gestiegen sind, ohne in einem richtigen Verhältnisse zur Anzahl der Kassenmitglieder zu stehen, einzuschränken.

Aller Wahrscheinlichkeit nach ist die Ursache hiervon hauptsächlich darin zu suchen, dass den Kassenärzten bisher ein Manuale gefehlt hat, in welchem in weitgehendster Weise alle gebräuchlichen Arzneistoffe der älteren wie neueren Materia medica berücksichtigt sind, insofern denselben irgend welcher therapeutischer Wert und Erfolg beigelegt werden kann, um an der Hand dieses Manuale sich von der besten und einfachsten Verschreibweise der für jeden einzelnen Krankheitsfall passenden Rezepte zu überzeugen. Es ist keine Pharmacopoea in usum pauperum oder Pharmacopoea militaris, welche geboten wird, sondern es ist eine Zusammenstellung von Rezepten, in welcher alle gangbaren Mittel Berücksichtigung gefunden haben und deren einfachste, mithin auch billigste Verschreibweise enthält, mit einem Wort, es soll aller überflüssige

Luxus aufs strengste vermieden werden. Man bietet vollkommen Gelegenheit, der Verschreibweise eines Jeden gerecht zu werden, ohne dabei die betreffende Krankenkasse mit Arzneikosten zu überlasten, wie dies bisher häufig der Fall war. Je einfacher verschrieben wird, desto besser ist es für den erkrankten Organismus, indem das wirksame Mittel in guter, leicht verdaulicher Form ohne jede beschwerende Beimischung, welche zum Verarbeiten im Körper noch besondere Kräfte für sich in Anspruch nimmt, dem Kranken zugeführt wird und auf diese Weise zur vollen und ausgiebigen Wirkung gelangt. Hat man nicht schon längst die langen, unendlich langen, sehr kostspieligen Arzneiformeln von einem Hufeland, Radermacher u. s. w. aufgegeben, weil man sehr wohl einsah, wie sehr dieselben den Körper belasten und bei dieser Belastung das Wirksame des Arzneistoffes kaum zur Geltung kommen lassen.

Es werden in vorliegender Zusammenstellung nur Arzneiformeln geboten, wie sie dem praktischen Arzte fast täglich am Krankenbette vorkommen, und sind alle solche Stoffe weggelassen, die in einer jeden Haushaltung zu finden und zum täglichen Leben nötig sind, ferner solche Arzneiverordnungen, welche mit überflüssigem Luxus ausgestattet sind und die meist sehr leicht in ganz gleicher Wirkung durch einfachere und weniger kostspielige Verordnungen ersetzt werden können, und schliesslich solche Mittel, welche mit Recht unter die Geheimmittel gerechnet werden müssen.

Zur sofortigen Orientirung werden deshalb folgende Bemerkungen vorausgeschickt:

1) Sind fortgelassen alle Stoffe, welche eine jede Haushaltung darbietet, als Essig, Baumöl, Hilfsmittel zu einem Priesnitzschen Umschlag; Ersatz für einen Eisbeutel, Herstellung für einfache leinene und flanellene Binden u. s. w.

2) Alle Sachen, die, wenn sie im Grossen — pfund- oder kiloweise — angeschafft werden sollen, vom Droguisten bezogen werden können; dahin gehören: rohe Carbolsäure, Citronensäure zur Verbesserung schlechten Trinkwassers, Chlorkalk, Schwefelfaden zur Desinfektion infizierter Räume.

3) Blieben sämmtliche sogenannte Aquæ destillatæ unberücksichtigt, mit Ausnahme der wenigen angeführten; alle übrigen Aquæ destillatæ kann man mit Recht zu den Luxuswässern rechnen, umsomehr, als dieselben das Rezept unnötigerweise verteuern und ohne jeglichen therapeutischen Wert sind.

4) Von den Rindenarten haben nur wenige Berücksichtigung finden können und zwar aus dem einfachen Grunde, weil dieselben meistens ihre therapeutische Anwendung in den Tinkturen finden, die auch entschieden für wirksamer zu halten sind, als der Aufguss oder die Abkochung der entsprechenden Rindenart. Auch sind die Tinkturen viel billiger und werden in den meisten Fällen nur in Tropfenform verabfolgt.

5) Aufgüsse und Abkochungen sind möglichst zu vermeiden. Solche sind wegen des Arbeitspreises stets teuer.

6) Alle Elæosachara — Oelzucker — sind bei Seite gelassen. Dieselben sind Geschmacksverbesserungen und haben absolut keinen therapeutischen Wert. Sie sind teuer.

7) Ferner sind weggelassen die Elixires, so das Elixir ad longam vitam, Elixir amarum, Elixir ammoniacale opiatum u. s. w. Diese Elixires sind, wenn überhaupt notwendig, auf's beste durch den in diesen zusammengesetzten Mitteln enthaltenen wirksamen Stoff zu ersetzen, wodurch ihre Wirkung nicht beeinträchtigt, im Gegenteil erst den Wert eines Arzneistoffes erhält und um vieles sich billiger stellt.

8) Von den Pflastern sind nur die gebräuchlichsten aufgeführt und empfiehlt es sich, dieselben möglichst nach der Handverkaufstaxe zu verschreiben.

9) Emulsiones verteuern die Arznei und sind daher wenn möglich ganz zu vermeiden. Alle wirksamen Stoffe, welche für gewöhnlich in Emulsiones gereicht werden, sind am besten rein zu geben oder in einer passenden Mischung mit einem Geschmackscorrigens, so z. B. Oleum Ricini mit schwarzem Kaffee, Fleischbrühe, Pfeffermünzthee etc.

10) Die Flores und Folia sind möglichst nach der Handverkaufstaxe zu verordnen und richtet sich die Menge, welche verschrieben wird, je nach dem beabsichtigten längern oder kürzern Gebrauch derselben.

11) Gewisse Medikamente, wie z. B. Kaïrinum, sind nicht beachtet worden. Dieses sind die sogenannten unsicheren Medikamente, deren Wirkung entweder eine zu ungleichmässige ist, oder die in ihrer Wirkung

für den Kranken gefährlich werden können, wohin namentlich das angeführte Mittel gehört. Auch sind solche Arzneistoffe zum grössten Teil schon wieder aufgegeben worden oder werden doch in äusserst seltenen Fällen noch Anwendung finden.

12) Für Herba Jaborandi ist Pilocarpinum hydrochloricum angeführt und zwar deshalb, weil die Wirkung der Herba Jaborandi eine höchst unsichere ist, wohingegen Pilocarpinum hydrochloricum hierin durchaus nichts zu wünschen übrig lässt. Auch ist Papayotinum wegen seines enorm hohen Preises weggelassen und ist dasselbe mit dem viel einfacher anzuwendenden Chinolin zu ersetzen.

13) Zu vermeiden sind ferner Mittel wie: Potio magnesiæ citricæ effervescens, Pulvis aërophorus, Solutio carnis, Serum lactis, Succi recentes, Succus liquiritiæ depuratus in bacillis, Suppositorium e Butyro Cacao, Trochisci — mit Ausnahme der in jeder Stärke vorhandenen und in der Kinderpraxis namentlich so beliebten Trochisci Santonini. Alle Pastillen, alle Weinsorten, alle Conserven, Gallerten, Bissen, Gelatinekapseln, Gallerttafeln, Zeltchen, Morsellen, Ueberzuckerungen, Vergoldungen oder Versilberungen von Pillen u. s. w.

14) Die ätherischen Oele sind möglichst bei Seite zu lassen. Dieselben dienen hauptsächlich dazu, gewissen Arzneien einen angenehmen Geruch oder Geschmack zu verleihen. Auf solche Weise dienen sie nur zur Verteuerung der Mittel ohne Wert für den Patienten.

15) Die Cataplasma perfecta sind durch selbstgemachte leicht zu ersetzen.

16) Farinæ leguminosæ und Farinæ lacteæ pro infantibus kommen nicht in Betracht. Dieselben sind den Nahrungsmitteln gleich zu setzen und als solche zu behandeln. Ebenso gehört auch hierher die sogenannte lac vaccinum concentratum.

17) Grahambrot ist kein Arzneimittel, mithin auch nicht zu verschreiben. Der Diabetiker isst sein Grahambrot, der Nichtdiabetiker sein Weizen- oder Roggenbrot.

18) Alle Geheimmittel, sie mögen heissen, wie sie wollen, und noch so rühmend durch Zeitungsartikel und Atteste von angeblich Geheilten angepriesen werden, sind streng zu vermeiden. Sie füllen die Taschen des Verfertigers und schädigen häufig die Gesundheit.

19) Von Mineralwässern sind nur die wirklich wirksamen, aber nicht die Genusswässer zu verschreiben.

20) Selbstverständlich sollen sämmtliche Arzneien in bester Qualität nach Vorschrift der deutschen Pharmakopöe hergestelllt werden. Will ein Arzt nach einer anderen Pharmakopöe eine Arznei gemacht haben, so hat er das Rezept mit dem entsprechenden Zusatz zu kennzeichnen.

Schliesslich erlaube ich mir noch auf einen wichtigen Paragraphen der Medizinaltaxe aufmerksam zu machen, derselbe lautet:

21) Für die Beurteilung der Grösse der Gläser giebt das absolute Gewicht der darin aufzunehmen-

den Flüssigkeit, ohne Rücksicht auf das spezifische Gewicht derselben, den Massstab ab, so dass also z. B. zu 100 Gramm Syrup, Wasser, Oel, Spiritus oder Aether stets ein Glas bis 100 Gramm inclus. zu berechnen ist. Dagegen tritt, sobald das absolute Gewicht von 100 Gramm überschritten wird, der Preis für ein über 100 Gramm haltendes Glas ein.

Rezept-Formeln
der gebräuchlichsten Arzneistoffe.

Acetonum, innerlich in Tropfenform, rein zu geben ohne weitere Beimischung, oder äusserlich zu Inhalationen und Einreibungen, z. B.:

Rp. Acetoni
Ol. olivar. ana 3,0.
Tinct. Kalin. 0,5.
M. f. linimentum
D. S. Zum Einreiben.

Acetum Colchici, in Saturationen, z. B.:

Rp. Magnes. carb. dep. 7,5.
Aq. destillat. 100,0.
Aceti Colchici.
Syr. simplic. an. 20,0.
M. D. S. Dreistündlich einen Esslöffel voll zu nehmen.

Acetum digitalis, in Tropfenform, am besten unvermischt.

Acetum Scillae, innerlich in Tropfen, äusserlich zu Gurgelwasser, Clystieren, z. B.:

Rp. Aceti Scillæ 20,0.
Aq. fontanæ 250,0.
M. D. S. Gurgelwasser.

Acidum aceticum dilutum, innerlich in Tropfenform oder in Mixturen; äusserlich angewandt zum Betupfen von schwieligen Hautstellen.

Acidum arsenicosum, innerlich in Pillen; äusserlich als Verbandwasser und zu Inhalationen, z. B.:

Rp. Acidi arsenicosi 0,05.
Mucil. gumm. arab. q. s.
Pulv. rad. liquirit. 1,0.
fiant pilul. Nr. X.
Consp. Lycopod.
D. S. Täglich eine Pille zu nehmen.

Rp. Acidi arsenicosi 0,03.
Aq. fontanae 120,0.
D. S. Verbandwasser.

Rp. Acidi arsenicosi subtill. pulv. 1,0.
Cerati simpl. 25,0.
M. exact. f. unq.
D. S. Verbandsalbe.

Acidum benzoicum, innerlich in Pillen, äusserlich als Mundwasser, z. B.:

Rp. Acidi benzoici, 1,0.
Pulv. rad. liquirit.
Extr. liquirit. ana 1,5.
M. f. pilul. Nr. 30.
consp. Pulv. Lycopod.
D. S. Stündlich eine Pille zu nehmen.

Rp. Acidi benzoici 0,5.
Spirit. vini 20,0.
Aq. fontanae 120,0.
M. D. S. Mundwasser.

Acidum boricum, nur äusserlich als Streupulver ohne Zusatz gegeben oder als Salbe, z. B.:

Rp. Acidi borici pulv. 10,0.
Adipis suilli 50,0.
M. f. unquent.
D. S. Verbandsalbe.

Acidum carbolicum, innerlich in Pillen, äusserlich als Verbandmittel, z. B.:

Rp. Acidi carbol. crystall. 3,0.
Succi liquiritiae dep.
Pulv. rad. liquiritiae ana q. s. ut f. pilul. Nr. 50.
consp. Lycopod.
D. S. Täglich sechs Pillen zu nehmen.
Rp. Acidi carbolici crystall. 10,0.
Aq. fontanae 100,0.
M. D. S. Verbandwasser.

Acidum hydrochloricum, in Tropfen mit Zuckerwasser gereicht.

Acidum nitricum, als Aetzmittel.

Acidum nitricum fumans, als Aetzmittel.

Acidum oxalicum, als Mundwasser äusserlich, z. B.:

Rp. Acidi oxalici 0,5.
Aq. fontanae 95,0.
M. D. S. Mundwasser.

Acidum phosphoricum dilutum, innerlich und äusserlich, z. B.:

Rp. Acidi phosphorici dil. 3,0.
Aq. destillatae 170,0.
Syrupi simplicis 25,0.
M. D. S. Zweistündlich einen Esslöffel voll zu nehmen.

Acidum salicylicum, nur äusserlich, für den innerlichen Gebrauch empfiehlt sich mehr das natr. salicyl., z. B.:

Rp. Acidi salicylici 2,5.
Talci 50,0.
M. D. S. Streupulver.

Acidum sulfuricum, nur äusserlich als Aetzmittel.

Acidum sulfuricum dilutum, innerlich in Tropfen auf Zucker oder in Zuckerwasser.

Acidum tannicum, in Pillen innerlich, äusserlich rein oder in Salben und Pinselungen, z. B.:

Rp. Acidi tannici 1,2.
Morphii muriatici 0,03.
Mucil. gum. mimos. q. s.
f. pilul. Nr. 10 cousp. cinnam.
D. S. Abends eine Pille zu nehmen.

Aconitinum, äusserlich in Salben, z. B.:

Rp. Aconitini 0,1.
Spiritus q. s.
Axungi porci 10,0.
f. ungt. D. S. Aeusserlich.

Aether aceticus und

Aether depuratus nur in Tropfen.

Agaricin, in Pillen gegen profuse Schweisse, z. B.:

Rp. Agaricin 0,05.
Pulv. Doweri 1,0.
Rad. althaeae pulv.
Mucil. gum. arabic. ana 0,5.
M. f. pilul. Nr. X. consp. Lycopod.
D. S. Abends 1—2 Pillen.

Aloë, innerlich nur in Pillen, äusserlich in Salben, z. B.:

Rp. Aloës pulv. 1,0.
Saponis 1,0.
fiant pilul. Nr. 10.
consp. Lycopod.
D. S. Zwei Pillen nach Vorschrift.

Rp. Aloës pulv. 0,2.
Adipis suilli 8,0.
M. f. ungt. D. S. Augensalbe.

Ammonium carbonicum, innerlich in Lösungen, z. B.:

Rp. Ammonii carbonici 3,0.
Aq. destillatae 170,0.
Syrup. simplicis 25,0.
M. D. S. Zweistündlich einen Esslöffel voll zu nehmen.

Ammonium chloratum, innerlich in Lösungen, z. B.:
Rp. Ammonii chlorati 5,0.
Aq. destillatae 180,0.
Succi liquiritiae 10,0.
M. D. S. Zweistündlich einen Esslöffel voll zu nehmen.

Antifebrinum, nur in Pulver, z. B.:
Rp. Antifebrini 0,25.
tal. dos. Nr. X.
D. S. Morgens ein Pulver und Nachmittags zwei Pulver innerhalb zweier Stunden.

Antipyrinum, innerlich in Pulver, z. B.:
Rp. Antipyrini 1,0.
tal. dos. Nr. X.
D. S. Von Stunde zu Stunde ein Pulver, bis Wirkung erfolgt.

NB. Bei Kindern empfiehlt es sich, soviel Decigramme auf einmal zu geben, als das Kind Jahre zählt.

Apomorphinum hydrochloricum, innerlich in Lösungen und als Injektion, z. B.:
Rp. Apomorphin. hydrochlor. cryst. 0,01.
Aq. destillatae 150,0.
Acidi hydrochlorici 0,25.
Syrup. simplicis 30,0.
M. D. S. Zweistündlich einen Esslöffel voll zu nehmen.

Aqua amygdalarum amararum, innerlich in Tropfen und in Mixtur, z. B.:
Rp. Aquae amygdal. amar. 2,0.
Aq. destillatae 120,0.
Syrupi simplic. 25,0.
M. D. S. Stündlich einen Esslöffel voll zu nehmen.

Aqua chlorata, innerlich und äusserlich, z. B.:
Rp. Aq. chloratae 20,0.
Aq. destillatae 80,0.
M. D. S. Stündlich einen Theelöffel voll zu nehmen.

Rp. Aq. chloratae 150,0.
Aq. fontanae 350,0.
M. D. S. Gurgelwasser.

Aqua kreosoti, innerlich theelöffelweise, äusserlich als Mundwasser, z. B.:
Rp. Aq. Kreosoti 2,0.
Aq. fontanae 400,0.
M. D. S. Mundwasser.

Aqua Menthae piperitae, als Geschmackscorrigens zu schlecht schmeckenden Mixturen.

Aqua Petroselini, rein nur als Zusatz zu diureticis.

Aqua Picis, innerlich esslöffelweise, oder zu Inhalationen.

Argentum nitricum fusum, innerlich in Pillen, Auflösungen, äusserlich als Aetzmittel, zu Pinselungen, Augenwasser, Augensalben, z. B.:

Rp. Argenti nitrici 1,0.
Argillae 10,0.
f. c. Aq. destillat. q. s.
f. pilul. Nr. 100. consp. bol. alb.
D. S. Dreimal täglich eine Pille.

Rp. Argenti nitrici 1,0.
Adipis suilli 20,0.
M. f. ungt. D. S. Aeusserlich.

Rp. Argenti nitrici 0,25.
Aq. destillat. 180,0.
M. D. S. Augenwasser.

Rp. Argenti nitrici 0,10.
Aluminis usti 5,0.
M. f. p. Zum Einblasen in den Hals.

Asa foetida, innerlich in Pillen, z. B.:

Rp. Asae foeditae 10,0.
Sapon. med. 5,0.
Ol. foeniculi 0,3.
f. pilul. Nr. 100. consp. Lycopod.
D. S. Dreimal täglich zehn Pillen zu nehmen.

Atropinum sulfuricum, innerlich in Pillen, äusserlich als Augentropfen, z. B.:

Rp. Atropini sulfurici 0,03.
Succi liquirit. dep.
Pulv. rad. liquirit. ana 5,0.
f. pilul. Nr. 100. consp. pulv. Rhiz. Irid.
D. S. Zweimal täglich eine Pille zu nehmen.

Rp. Atropini sulfurici 0,05.
Aq. destillatae 10,0.
M. D. S. Augentropfen.

Balsamum copaïvae, innerlich in Tropfen, 20—40 in Schleim genommen.

Balsamum peruvianum, nur als Krätzmittel zu verordnen, in Gaben von 10 Gramm äusserlich.

Benzinum, innerlich in Tropfen in Gaben von 20 Tropfen mehrmals täglich.

Bismuthum subnitricum, innerlich in Pulver und äusserlich zu Einspritzungen in Lösungen, z. B.:

Rp. Bismuthi subnitrici 0,5.
Morphii muriatici 0,005.
Sacch. albi 0,5.
M. f. p. dent. tal. dos. Nr. X.
D. S. Dreimal täglich ein Pulver zu nhmen.

Rp. Bismuthi subnitrici 5,0.
Aq. destillatae 180,0.
M. D. S. Zu Einspritzungen.

Blattae orientales, innerlich in Pulver, z. B.:
Blatt. oriental. 0,25.
Sacch. albi 0,5.
M. f. p. dent. tal. dos. Nr. X.
D. S. Dreistündlich ein Pulver zu nehmen.

Borax, äusserlich als Pinselsaft, z. B.:
Rp. Boraci 2,0.
Melis rosati 15,0.
Aq. destillat. 10,0.
M. D. S. Zum Bepinseln des Mundes.

Rp. Boraci 5,0.
Glycerine 25,0.
M. D. S. Zum Bepinseln.

Bromum, innerlich in Tropfen, äusserlich zur Inhlation, z. B.:
Rp. Bromi 0,1.
Aq. destillatae 25,0.
D. S. Stündlich drei Tropfen in Wassr zu nehmen.

Bulbus Scillae, innerlich in Pillen, z. B.:
Rp. Bulbi Scillae pulv.
Rad. althaeae.
Extr. Scillae ana 2,5.
f. pilul. Nr. 50. consp. Lycopod.
D. S. Dreimal täglich zwei Pillen.

Calcaria chlorata, innerlich in Lösung, äusserlich als Augenwasser, z. B.:
Rp. Calcariae chloratae 2,0.
Aq. destillatae 170,0.
filtra.
Syrup. simplic. 25,0.
M. D. S. Zweistündlich einen Esslöffel oll zu nehmen.

Rp. Calcariae chloratae 0,5.
Aq. destillatae 25,0.
filtra.
D. S. Augenwasser.

Camphora, innerlich in Pillen, äusserlich in Salben, z. B.:
Rp. Camphorae.
Lactucarii gallici ana 3,0.
f. pilul. Nr. 20. consp. Lycopod.
D. S. Täglich fünf Pillen zu nehmen.
Rp. Camphorae 2,0.
Adipis suilli 25,0.
M. f. ungt. D. S. Aeusserlich.

Chininum hydrochloricum, innerlich in Pillen und äusserlich zur Injektion, z. B.:
Rp. Chinini hydrochlorici 2,0.
Extract. graminis q. s.
f. pilul. Nr. 20. consp. Lycopod.
D. S. Nach Vorschrift 1—2 Pillen zu nehmen.

Chininum sulfuricum, wie das vorhergehende zu verordnen.

Chinolin, äusserlich zum Betupfen von diphtheritischer Belage, z. B.:
Rp. Chinolini 1,0.
Spirit. vini.
Aq. destillat. ana 10,0.
M. D. S. Aeusserlich.

Chloralum hydratum, innerlich in Lösung, z. B.:
Rp. Chlorali hydrati 3,0.
Aq. destillatae.
Syrupi simplicis ana 20,0.
M. D. S. Auf einmal zu nehmen.

Chloroformium, äusserlich als Einreibung und zur Narkose, z. B.:
Rp. Chloroformii 20,0.
Ol. olivarum 80,0.
M. D. S. Aeusserlich.

Codeïnum, innerlich in Pillen, z. B.:
Rp. Codeïni 0,5.
Pulv. et extr. liquirit. ana q. s.
fiant. pilul. Nr. 15.
consp. Lycopod.
D. S. Dreimal täglich eine Pille zu nehmen.

Collodium Cantharidatum, äusserlich zu 5 Gramm zu verordnen.

Coniinum, innerlich in Tropfen, äusserlich in Salben, z. B.:
Rp. Coniini 0,025.
Spirit. vini 5,0.
Aq. destillatae 20,0.
M. D. S. Dreistündlich fünf Tropfen zu nehmen.
Rp. Coniini 0,05.
Ol. amygdal. dulc. 6,0.
M. D. S. Augensalbe.

Cortex Chinae, innerlich als Abkochung. Ein gutes Stärkungsmittel in der Rekonvalescenz nach langwierigen Krankheiten, z. B.:

Rp. Decoct. cort. chinae 25,0 : 150,0.
Acidi phosphorici dil. 5,0.
Syrupi simplicis 20,0.
M. D. S. Zweistündlich einen Esslöffel voll zu nehmen.

Cortex Condurango, innerlich als Aufguss, z. B.:

Rp. Infus. cort. Condurango 20,0 : 480,0.
D. S. Zweimal täglich fünf Esslöffel voll zu nehmen.

Cortex Frangulae, innerlich als Abkochung, z. B.:

Rp. Decoct. cort. Frangul. 50,0 : 400,0.
Natri sulfurici 40,0.
M. D. S. Morgens und abends ein Weinglas voll zu nehmen.

Cortex Granati, innerlich als Bandwurmmittel, jedoch nur wirksam in ganz frischem Zustande, z. B.:

Rp. Decoct. cort. Granati 50,0 : 250,0.
Extracti Filicis.
Gummi arabici ana 2,0.
Syrupi simplicis 30,0.
M. D. S. Auf zweimal zu nehmen.

Cuprum Sulfuricum, innerlich als Brechmittel, äusserlich als Aetzmittel, z. B.:

Rp. Cupri sulfurici 0,5.
A. destillatae 50,0.
Syrupi simplicis 20,0.
M. D. S. Alle zehn Minuten einen Kaffeelöffel voll, bis Wirkung erfolgt.

Als Aetzmittel in baculis cupri sulfurici anzuwenden.

Daturinum, äusserlich zur Erweiterung der Pupille, wenn Atropin nicht vertragen wird, z. B.:

Rp. Daturini 0,05.
Acidi sulfurici dil. q. s.
Aq. destillatae 6,0.
M. D. S. Ein Tropfen ins Auge zu tröpfeln.

Elixir e succo liquiritiae ist nicht teuer, theelöffelweise rein oder als Zusatz zu Mixturen, besonders in der Kinderpraxis zu empfehlen.

Emplastrum adhaesivum am besten zu 100 □ cm. zu beschaffen und in kleinen Stücken, wenn nötig, abzugeben.

Emplastrum adhaesivum anglicum in Packeten vorrätig zu halten und in einzelnen Blättern abzugeben.

Emplastrum cantharidum ordinarium in Stücken von 5 zu 5 □ cm. zu verschreiben.

Essentia ophthalmica Romershausen, äusserlich zu Umschlägen auf die Augen, z. B.:

Rp. Essenti. ophthalmicae R. 8,0.
Aq. destillatae 40,0.
M. D. S. zu Umschlägen.

Extractum Aconiti, innerlich in Pillen, äusserlich als Einreibung in Salben, z. B.:

Rp. Extracti Aconiti.
Herb. Aconiti pulv. ana 0,5.
Succi liquirit. dep. 3,0.
f. pilul. Nr. 50. consp. Lycopod.
D. S. Dreimal täglich eine Pille zu nehmen.

Rp. Extracti Aconiti 3,0.
Liq. ammonii caustici 0,5.
Adipis suilli 15,0.
M. f. unq. D. S. Aeusserlich.

Extractum Aloës, innerlich in Pillen, z. B.:

Rp. Extracti Aloës.
Sapon. medicat. ana 3,0.
f. pilul. Nr. 30. consp. Lycop.
D. S. Abends zwei Pillen zu nehmen.

Extractum Belladonnae, innerlich in Pillen, äusserlich als Augenwasser, Augensalbe, z. B.:

Rp. Extracti Belladonnae 0,5.
Extracti Gentianae q. s.
f. pilul. Nr. 50. consp. Lycopod.
D. S. Dreimal täglich zwei Pillen zu nehmen.

Rp. Extracti Belladonnae 0,25.
Aq. destillatae 8,0.
M. D. S. Augenwasser.

Rp. Extracti Belladonnae 0,3.
Adipis suilli 8,0.
M. D. S. Augensalbe.

Extractum Colocynthidis, nur innerlich in Pillen, z. B.:

Rp. Extracti Colocynthidis.
Extracti Aloës ana 1,5.
Sap. medicat q. s.
f. pilul. Nr. 15. consp. Lycopod.
D. S. Abends 1—2 Pillen zu nehmen.

Extractum Conii, innerlich in Tropfen, äusserlich als Salbe, z. B.:

Rp. Extracti Conii 2,0.
Aq. laurocerasi 20,0.
M. D. S. Dreimal täglich zehn Tropfen zu nehmen.

Rp. Extracti Conii 1,5.
Adipis suilli 15,0.
M. D. S. Augensalbe.

Extractum digitalis, innerlich in Pillen, z. B.:
Rp. Extracti digitalis 1,0.
Extracti Gentianae q. s.
f. pilul. Nr. X, consp. Lycopod.
D. S. Dreimal täglich eine Pille zu nehmen.

Extractum Filicis maris aeth., als Bandwurmmittel in Gaben von 4—8 gramm rein verabfolgt.

Extractum Hyoscyami, innerlich in Pillen und in Salben, z. B.:
Rp. Extracti Hyoscyami.
Pulv. Hyoscyami ana 2,0.
f. pilul. Nr. 30. consp. Lycopodii.
D. S. Dreimal täglich zwei Pillen zu nehmen.

Rp. Extracti Hyoscyami 1,0.
Adipis suilli 8,0.
M. f. ungt. D. S. Augensalbe.

Extractum Lactucae virosae, innerlich in Pillen, z. B.:
Rp. Extract. Lactucae virosae 2,0.
Asae foetidae 6,0.
f. pilul. Nr. 30. consp. Lycopodii.
D. S. Dreimal täglich drei Pillen zu nehmen.

Extractum Opii, innerlich in Pillen, äusserlich in Salben, z. B.:
Rp. Extracti Opii 1,0.
Ext. et pulv. liquirit ana q. s.
f. pilul. Nr. 100. consp. Lycop.
D. S. Abends 1—2 Pillen zu nehmen.

Rp. Extracti Opii 0,2.
Adipis suilli 8,0.
M. f. ungt. D. S. Augensalbe.

Extractum Rhei compositum, innerlich in Pillen, z. B.:
Rp. Extract. Rhei composit.
Rad. Rhei pulv. ana 2,0.
f. pilul. Nr. 30. consp. Lycopod.
D. S. Abends fünf Pillen zu nehmen.

Extractum Scillae, innerlich in Lösung, z. B.:
Rp. Extracti Scillae 0,25.
Aq. destillatae 170,0.
Syrup. simplicis 25,0.
M. D. S. Stündlich einen Esslöffel voll zu nehmen.

Extractum secalis cornuti, innerlich in Pillen, in Lösungen, äusserlich als subkutane Injektion, z. B.:

Rp. Extract. secal. cornuti.
Pulv. secalis cornuti ana 2,0.
f. pilul. Nr. 30, consp. Lycopod.
D. S. Stündlich eine Pille.

Rp. Extract. secal. cornuti 2,5.
Aq. destillatae 180,0.
M. D. S. Zweistündlich einen Kinderlöffel zu nehmen.

Extractum Strammonii, innerlich in Pillen, äusserlich in Salben, Augenwasser, z. B.

Rp. Extract. Strammonii.
Opii puri pulv. ana 0,5.
Zinci oxydati 8,0.
f. pilul. Nr. 40, consp. Lycopod.
D. S. Täglich 1—6 Pillen zu nehmen.

Rp. Extract. Strammonii 1,0.
Adipis suilli 25,0.
M. f. ungt. D. S. Aeusserlich.

Rp. Extract. Strammonii 0,5.
Aq. destillatae 80,0.
M. D. S. Augenwasser.

Extractum Strychni aquosum, innerlich in Lösungen, z. B.:

Rp. Extract. Strychni aquosi 0,5.
Mucil. gumm. arabic. 20,0.
Aq. destillatae 150,0.
Syrupi simplicis. 25,0.
M. D. S. Zweistündlich einen Esslöffel voll zu nehmen.

Extractum Strychni spirituosum, innerlich wie das vorhergehende, nur um das vierfache stärker.

Ferrum carbonicum saccharatum, innerlich als Pulver messerspitzenweise mehrmals täglich.

Ferrum jodatum saccharatum, innerlich in Lösung, z. B.:

Rp. Ferri jodati saccharati 4,0.
Aq. destillatae 90,0.
M. D. S. Dreistündlich einen Theelöffel voll zu nehmen.

Ferrum lacticum, innerlich in Pillen, z. B.:

Rp. Ferri lactici.
Succi liquirit. dep. ana 6,0.
f. pilul Nr. 100, consp. Lycopod.
D. S. Dreimal täglich drei Pillen zu nehmen.

Ferrum oxydatum saccharatum solubile, innerlich als Pulver, mehrmals täglich messerspitzenweise.

Ferrum reductum, am besten in Pulver oder Pillen zu verordnen. Das beste Eisenpräparat, z. B.:

Rp. Ferri reducti 0,2.
Sacch. albi 0,5.
M. f. p. dent. tal. dos. Nr. X.
D. S. Dreimal täglich ein Pulver zu nehmen. (Bei nur kurzem Gebrauch.)

Rp. Ferri reducti 2,0.
Sacch. albi 5,0.
Mucil. gummi arabic. q. s.
f. pilul. Nr. 50, consp. Sacch.
D. S. Dreimal täglich zwei Pillen zu nehmen. (Bei längerem Gebrauch.)

Flores Kusso, als Bandwurmmittel zu 20 gramm zu verordnen und diese Menge in zwei Dosen innerhalb einer halben Stunde zu nehmen.

Folia digitalis, als Pulver und im Aufguss innerlich, z. B.:

Rp. Foliae digital. pulv. 0,1.
Sacch. albi 0,5.
M. f. p. dent. tal. dos. Nr. X.
D. S. Abends ein Pulver zu nehmen.

Rp. Inf. foliae digital. 1,0 : 170,0.
Syrupi simplicis 25,0.
M. D. S. Zweistündlich einen Esslöffel voll zu nehmen.

Folia trifolii fibrini, innerlich als Aufguss, z. B.:

Rp. Inf. trifol. fibrini 1,5 : 170,0.
Syrupi simplicis 25,0.
M. D. S. Zweistündlich einen Esslöffel voll zu nehmen.

Gutti, innerlich in Pillen, z. B.:

Rp. Gutti 1,0.
Aloës.
Tub. Jalap ana 1,5.
f. pilul. Nr. 25.
D. S. Morgens und abends 1 Pille zu nehmen.

Herba Conii, innerlich in Pillen, äusserlich zu Einspritzungen, z. B.:

Rp. Herb. Conii 1,0.
Ext. et succ. lequirit. ana q. s.
f. pilul. Nr. 20, consp. Lycopod.
D. S. Dreimal täglich zwei Pillen zu nehmen.

Rp. Inf. herb. Conii 10,0 : 280,0.
Tinct. opii spe 10,0.
M. D. S. Zu Einspritzungen.

Herba Hyoscyami, innerlich in Pillen, äusserlich zu Umschlägen, z. B.:

Rp. Herb. Hyoscyam. pulv.
Extracti Hyoscyami ana 1,0.
Fol. digital. 0,5.
f. pilul. Nr. 30. consp. Lycopod.
D. S. Dreimal täglich drei Pillen zu nehmen.

Hydrargyrum bichloratum corrosivum, innerlich in Pillen, äusserlich als Verbandmittel und zur Injektion, z. B.:

Rp. Hydrargyr. bichlorat. corrosiv. 0,5.
Argillae 20,0.
f. pilul. Nr. 200. consp. Lycopod.
D. S. Dreimal täglich zwei Pillen zu nehmen.

Rp. Hydrargyri bichlorat. corrosiv. 1,0.
Aq. destillatae 1000,0.
M. D. S. Verbandwasser.

Hydrargyrum chloratum mite, innerlich als Pulver, äusserlich zum Einblasen ins Auge, Schlund etc., z. B.:

Rp. Hydrargyr. chlorati mitis 0,01.
Sacchar. albi 0,5.
M. f. p. dent. tal. dos. Nr. X.
D. S. Nach Vorschrift ein Pulver zu nehmen.

Rp. Hydrargyr. chlorati mitis 5,0.
D. S. Aeusserlich fürs Auge.

Hydrargyrum depuratum, nur bei Volvulus in Gaben von 200—300 Gramm rein zu verordnen.

Hydrargyrum oxydatum via humida paratum, äusserlich zu Augensalben, z. B.:

Rp. Hydrargyr. oxydat. v. h. p. 1,0.
Adipis suilli 8,0.
M. D. S. Augensalbe.

Hydrargyrum praecipitatum album, äusserlich in Salben, z. B.:

Rp. Hydrargyr. praecip. alb. 0,25.
Adipis suilli 6,0.
M. D. S. Augensalbe.

Ichthyol, meist nur äusserlich in Salben zu Einreibungen zu gebrauchen, z. B.:

Rp. Ichthyol 10,0.
Axungi porci 40,0.
M. f. ungt. D. S. Aeusserlich.

Infusum sennae compositum, mit Zusatz von Magnes. ust. und Syrup. Mannae zu verschreiben.

Jodoformium, äusserlich zu Salben, als Streupulver, z. B.:
Rp. Jodoformii 5,0.
Adipis suilli 45,0.
M. f. ungt. D. S. Aeusserlich.

Rp. Jodoformii 10,0.
D. S. Streupulver.

Jodol, nur äusserlich als Pulver trocken auf die Wunde zu streuen, z. B.:
Rp. Jodol 10,0.
D. S. Streupulver.

Kalium bromatum, innerlich in Lösung, z. B.:
Rp. Kalii bromati 10,0.
Aq. destillatae 180,0.
M. D. S. Dreimal täglich einen Esslöffel voll zu nehmen.

Kalium chloricum, nur äusserlich als Gurgelwasser, z. B.:
Rp. Kalii chlorici 10,0.
Aq. destillatae 180,0.
M. D. S. Gurgelwasser.

Kalium jodatum, innerlich in Lösung:
Rp. Kalii jodati 5,0.
Aq. destillatae 180,0.
M. D. S. Dreimal täglich einen Esslöffel voll zu nehmen.

Kalium nitricum, innerlich, z. B.:
Rp. Kalii nitrici.
Kalii sulfurici ana 15,0.
M. D. S. Zum Getränke.

Rp. Kalii nitrici 10,0.
Aq. destillatae 170,0.
Syrup. simplic. 20,0.
M. D. S. Stündlich einen Esslöffel voll zu nehmen.

Kalium permanganicum, als Desinfektionsmittel und Aetzmittel, z. B.:
Rp. Kalii permanganici 5,0.
Aq. fontanae 95,0.
M. D. S. Verdünnt zum äusserlichen Gebrauch.

Kalium sulfuricum, innerlich als Pulver und in Lösungen, z. B.:
Rp. Kalii sulfurici 15,0.
Rad. Rhei. pulv. 5,0.
M. D. S. Messerspitzenweise zu nehmen.

Rp. Kalii sulfurici 15,0.
Aq. destillat. 150,0.
Syrup. simplic. 30,0.
M. D. S. Stündlich einen Esslöffel voll zu nehmen.

Kreosotum, innerlich in Lösung, z. B.:
Rp. Kreosoti 0,1.
Spirit. dilut 0,2.
Decoct. Salep. 180,0.
M. D. S. Stündlich einen Kaffeelöffel voll zu nehmen.

Lactucarium, innerlich in Pulver, z. B.:
Rp. Lactucarii 0,03.
Sacch. albi 0,5.
M. f. p. dent. tal. dos. Nr. X.
D. S. Zweistündlich ein Pulver zu nehmen.

Liquor Ammonii acetici, innerlich in Mixturen, z. B.:
Rp. Liquor. Ammonii acetici 10,0.
Aq. destillatae 170,0.
Syrup. simplicis 20,0.
M. D. S. Stündlich einen Esslöffel voll zu nehmen.

Liquor Ammonii anisati, innerlich in Tropfen, in Mixturen, z. B.:
Rp. Liq. Ammonii anisati 10,0.
D. S. Dreimal täglich zehn Tropfen zu nehmen.

Rp. Liquor. Ammonii anisati 3,0.
Aq. destillatae 170,0.
Syr. simplicis 25,0.
M. D. S. Zweistündlich einen Esslöffel voll zu nehmen.

Liquor Ammonii caustici, äusserlich als Augentropfen und Salbe, z. B.:
Rp. Liq. Ammonii caustici 0,2.
Aq. destillatae 18,0.
M. D. S. Augentropfen.

Rp. Liq. Ammonii caustici 2,0.
Adipis suilli 18,0.
M. f. ungt. D. S. Aeusserlich.

Liquor Ammonii succinci, innerlich in Mixturen, z. B.:
Rp. Liq. Ammonii succinci 3,0.
Aq. destillatae 170,0.
Syr. simplicis 25,0.
M. D. S. Stündlich einen Esslöffel voll zu nehmen.

Liquor ferri acetici, innerlich als Tropfen zu 10 gramm zu verschreiben.

Liquor ferri sesquichlorati, innerlich als Tropfen zu 5 gramm zu verschreiben.

Liquor Kalii acetici, innerlich in Mixturen, z. B.:
Rp. Liq. Kalii acetici 20,0.
Aq. destillatae 150,0.
Syr. simplic. 30,0.
M. D. S. Zweistündlich einen Esslöffel voll zu nehmen.

Liquor Kalii arsenicosi, innerlich in Tropfen und zwar verdünnt zu verschreiben, z. B.:

Rp. Liq. Kalii arsenicosi 5,0.
Aq. destillatae 20,0.
M. D. S. Dreimal täglich fünf Tropfen, von Woche zu Woche einen Tropfen mehr zu nehmen.

Liquor Kalii carbonici, innerlich in Mixturen, z. B.:

Rp. Liq. Kalii carbonici 10,0.
Aq. destillatae 150,0.
Syr. simplicis 30,0.
M. D. S. Zweistündlich einen Esslöffel voll zu nehmen.

Liquor Plumbi subacetici, nur äusserlich zu Gurgelwasser, z. B.:

Rp. Liq. Plumbi subacetici 2,0.
Aq. fontanae 180,0.
M. D. S. Gurgelwasser.

Mixtura sulfurica acida, innerlich in Tropfen und in Mixturen, z. B.:

Rp. Mixt. sulfuric. acidae 5,0.
Aq. destillatae 170,0.
Syr. simplicis 25,0.
M. D. S. Zweistündlich einen Esslöffel voll zu nehmen.

Morphium hydrochloricum, innerlich in Pulver, in Tropfen, äusserlich in Salben, Injektionen, z. B.:

Rp. Morphii hydrochlorici 0,01.
Sacch. albi 0,5.
M. f. p. dent. tal. dos. Nr. III.
D. S. Abends ein Pulver zu nehmen.

Rp. Morphii hydrochlorici 0,20.
Aq. laurocerasi 20,0.
M. D. S. Morgens und abends zwanzig Tropfen zu nehmen.

Rp. Morphii hydrochlorici 1,0.
Adipis suilli 30,0.
M. f. ungt. D. S. Aeusserlich.

Mucilago Salep, pur oder mit Syrup. simplex als Mixtur zu verschreiben.

Natrium aceticum, innerlich in Lösungen, z. B.:

Rp. Natrii acetici 10,0.
Aq. destillatae 170,0.
Syrup simplicis 20,0.
M. D. S. Zweistündlich einen Esslöffel voll zu nehmen.

Natrium bromatum, genau wie Kalium bromatum zu verordnen.

Natrium nitricum, innerlich in Lösungen, z. B.:

Rp. Natrii nitrici 10,0.
Aq. destillatae 170,0.
Syrup. simplicis 20,0.
M. D. S. Zweistündlich einen Esslöffel voll zu nehmen.

Natrium salicylicum, innerlich zu 10 gramm messerspitzenweise oder in Lösung, z. B.:

Rp. Natrii salicylici 8,0.
Aq. destillatae 170,0.
Syr. simplicis 20,0.
M. D. S. Zweistündlich einen Esslöffel voll zu nehmen.

Oleum crotonis, innerlich in Pillen und äusserlich als Hautreiz, z. B.:

Rp. Ol. crotonis 0,15.
Sap. medical.
Pulv. rad. althaeae ana 2,0.
f. pilul. Nr. 30. consp. pulv. gumm. arab.
c. Sacch. alb.
D. S. Dreimal täglich eine Pille zu nehmen.

Rp. Ol. crotonis.
Ol. terebinthin. aña 5,0.
M. D. S. Aeusserlich.

Oleum Terebinthinae, innerlich in Tropfen, äusserlich zur Inhalation, z. B.:

Rp. Ol. Terebinthinae.
Spirit. aeth. ana 10,0.
M. D. S. Zehn Tropfen in Schleim zu nehmen mehrmals täglich.

Opium, innerlich in Pillen, z. B.:

Rp. Opii puri 1,0.
Ext. et Pulv. liquirit. ana 6,0.
fiant pilul. Nr. 100.
consp. Lycopod.
D. S. Nach Vorschrift 2—3 Pillen zu nehmen.

Oxymel Scillae, innerlich rein zu 50 gramm zu verschreiben, mehrmals täglich einen Theelöffel voll zu nehmen.

Pelletierinum tannicum, zu Bandwurmkuren in Gaben von 1 Gramm, am besten in einem Inf. sennae zu verschreiben.

Pepsinum, innerlich als Pulver, z. B.:

Rp. Pepsini 0,3.
Sacch. albi 0,5.
M. f. p. dent. tal. dos. Nr. X.
D. S. Dreimal täglich ein Pulver vor dem Essen.

Phosphorus, innerlich in Emulsion bei rhachitischen Kindern in ganz kleinen Gaben zu empfehlen, z. B.:

Rp. Phosphori 0,015.
Ol. amygdal. dulc.
Gummi arabic. Mucilag. ana ad emulsionem, cui adde.
Emuls. amygdal. dulc. 80,0.
M. D. S. Morgens und abends einen Theelöffel voll zu geben.

Plumbum aceticum, innerlich in Lösung, äusserlich zu Augenwasser, z. B.:

Rp. Plumbi acetici 0,5.
Aq. destillatae 170,0.
Syrup simplic. 25,0.
M. D. S. Stündlich einen Esslöffel voll zu nehmen.

Rp. Plumbi acetici 0,5.
Aq. destillatae 18,0.
M. D. S. Augentropfen.

Podophyllinum, innerlich in Pillen. z. B.:

Rp. Podophyllini 3,0.
Pulv. rad. liquirit.
Extr. liquirit. ana q. s.
f. pilul. Nr. 50 consp. Lycopod.
D. S. Abends eine Pille zu nehmen.

Pulvis ipecacuanhae opiatus, innerlich in Pulver, z. B.:

Rp. Pulv. ipecacuanh. opiat. 0,10.
Sacch. albi 0,5.
M. f. p. dent. tal. dos. Nr. X.
D. S. Morgens und abends ein Pulver zu nehmen.

Radix Colombo, innerlich im Aufguss, z. B.:

Rp. Inf. rad. Colombo 10,0 : 170,0.
Tinct. opii spl. 2,0.
Syrup. simplicis 25,0.
M. D. S. Zweistündlich einen Esslöffel voll zu nehmen.

Radix Ipecacuanhae, innerlich als Aufguss und als Brechpulver, z. B.:

Rp. Inf. rad. ipecacuanh. 0,5 : 170,0.
Liq. ammonii anisati 3,0.
Syrupi simplicis 25,0.
M. D. S. Zweistündlich einen Esslöffel voll zu nehmen.

Rp. Pulv. rad. ipecacuanh. 0,3.
Tartari stibiati 0,015.
Sacch. albi 0,5.
M. f. p. dent. tal. dos. Nr. V.
D. S. Brechpulver.

Radix Senegae, innerlich als Abkochung. z. B.:

Rp. Decoct. rad. Senegae 10,0 : 170,0.
Tinct. chinae comp. 5,0.
Syrupi simplicis. 15,0.
M. D. S. Dreistündlich einen Esslöffel voll zu nehmen.

Resina Jalappae, innerlich in Pillen, z. B.:

Rp. Resina Jalappae.
Extr. aloës.
Saponis medicat. ana 1,0.
f. pilul. Nr. XX. consp. Lycop.
D. S. Abends 1—2 Pillen zu nehmen.

Santoninum, innerlich in Pulver, z. B.:

Rp. Santonini 0,025.
Sacch. albi 0,5.
M. f. p. dent. tal. dos. Nr. X.
D. S. Dreimal täglich ein Pulver zu nehmen.

Secale cornutum, innerlich in Pulver:

Rp. Secalis cornuti.
Pulv. cinnamomi ana 0,5.
M. f. p. dent. tal. dos. Nr. V.
D. S. Wehenpulver.

Stibium sulfuratum aurantiacum, innerlich in Pulver und in Pillen, z. B.:

Rp. Stibii sulfurati aurantiaci 0,03.
Ammonii chlorati.
Sacch. albi ana 0,3.
M. f. p dent. tal. dos. Nr. X.
D. S. Zweistündlich ein Pulver zu nehmen.

Rp. Stibii sulfurati aurantiaci 0,5.
Resinae Guajaci.
Extr. Dulcamar. ana 5,0.
M. f. pilul. Nr. 50. consp. Lycopod.
D. S. Zweistündlich drei Pillen zu nehmen.

Strychninum nitricum, innerlich in Pillen, äusserlich in Salben, z. B.:

Rp. Strychnini nitrici 0,05.
solve in.
Aq. fervida q. s.
Extr. et pulv. liquirit. ana 2,0.
f. pilul. Nr. 25. consp. Lycopod.
D. S. Morgens und abends eine Pille zu nehmen.

Rp. Strychnini nitrici 0,2.
Glycerini 8,0.
M. f. ungt. D. S. Aeusserlich.

Sulfur depuratum, äusserlich in Salben, als Eintäubepulver, z. B.:

Rp. Sulfuris depurati 2,0.
Adipis suilli 18,0.
M. f. ungt. D. S. Aeusserlich.

Sulfur sublimatum, nur äusserlich in Salben, z. B.:

Rp. Sulfuris sublimati 15,0.
Sap. viridis 30,0.
Aq. fervidae 90,0.
M. f. ungt. D. S. Aeusserlich.

Die Syrupe dienen mit ganz geringen Ausnahmen lediglich als Geschmackscorrigens bei übelschmeckenden Arzneien, deshalb beschränke man sich möglichst auf den einfachen Zuckersyrup. Zu erwähnen sind daher hier nur folgende:

Syrupus Calcariae phosphoricae lacticae, rein theelöffelweise mehrmals täglich, zu 50 und 100 gramm zu verordnen.

Syrupus communis, billig und wegen seiner Süssigkeit ein vorzügliches Geschmackscorrigens.

Syrupus ferri jodati, mit Syrupus simplex zu gleichen Theilen zu verordnen, täglich zweimal einen Theelöffel voll.

Syrupus ipecacuanhae, als Brechmitteln bei Kindern, theelöffelweise bis zur Wirkung. Zu 30 gramm zu verordnen.

Syrupus Morphii, rein. Abends einen Theelöffel voll, zu 30 gramm zu verordnen.

Syrupus Papaveris, besonders in der Kinderpraxis als Beruhigungsmittel beliebt. Zu 30 gramm zu verordnen.

Syrupus Rhei, als Constituenz zu abführenden Arzneien oder rein zu 30 gramm zu verschreiben.

Tartarus stibiatus, innerlich in Pulver, äusserlich in wässerigen Lösungen, z. B.:

Rp. Tartari stibiati 0,12.
Pulv. rad. ipecacuanhae 2,0.
M. f. p. divide in part aequal.
Nr. IV. D. S. Brechpulver.

Rp. Tartari stibiati 0,01.
Aq. destillatae 8,0.
M. D. S. Augenwasser.

Thalinum tartaricum, innerlich als Pulver, z. B.:

Rp. Thalini tartarici 0,10.
Sacch. albi 0,5.
M. f. p. dent. tal. dos. Nr. X.
D. S. Von Stunde zu Stunde ein Pulver, bis Temperaturabfall eintritt.

Die Tinkturen sind am besten rein als Tropfen zu verschreiben. Die gebräuchlichsten Tinkturen sind folgende:

Tinctura Absynthii, zu 10 gramm zu verordnen, 10—20 Tropfen mehrmals täglich zu nehmen.

Tinctura Aconiti, ebenfalls zu 10 gramm zu verschreiben, 5 10—15 Tropfen mehrmals täglich.

Tinctura Amara, zu 30 gramm zu verschreiben, 20—30—50 Tropfen mehrmals täglich.

Tinctura Arnicae, nur äusserlich, als Zusatz zu Aqua Plumbi Goulardi.

Tinctura Aromatica, zu 20 gramm zu verschreiben, 20—30 Tropfen mehrmals täglich.

Tinctura Cascarillae, zu 20 gramm zu verschreiben, 20—40 Tropfen mehrmals täglich.

Tinctura chinae simplex, zu 20—30 gramm zu verordnen, hiervon mehrmals täglich 30—40 Tropfen. Auch zum Ansetzen des sogen. Chinaweins zu verwenden, 30 gramm Tinktur auf 300 gramm Rothwein.

Tinctura Cinnamoni, 10—15 gramm zu verschreiben, 20—30 Tropfen alle 3 Stunden.

Tinctura Colchici, zu 5 gramm zu verschreiben und 5—10 Tropfen dreimal täglich zu reichen.

Tinctura digitalis, am besten mit Aqua laurocerasi zu verschreiben, z. B.:

Rp. Tinct. digital. 3,0.
Aq. laurocerasi 12,0.
M. D. S. Dreimal täglich zehn bis fünfzehn Tropfen zu nehmen.

Tinctura Ferri acetici aetherea, zu 20 gramm zu verschreiben und 20—30 Tropfen in Zuckerwasser mehrmals täglich.

Tinctura Ferri pomata, wie die vorhergehende zu geben.

Tinctura Gallarum, nur äusserlich.

Tinctura Gentianae, zu 10 gramm zu verschreiben, 10—20 Tropfen mehrmals täglich.

Tinctura Jodi, äusserlich, rein oder mit Glycerin, oder mit Tinct. Gallarum zu Pinselungen.

Tinctura Myrrhae, zu 5 gramm zu verschreiben, mehrmals täglich 3—5 Tropfen auf Zucker.

Tinctura Opii benzoïca, zu 10 gramm zu verschreiben, 15—20 Tropfen mehrmals täglich.

Tinctura Opii simplex, zu 3 gramm zu verabfolgen, alle 3 Stunden 6—8—10 Tropfen zu geben.

Tinctura Quassiae, zu 30 gramm zu verordnen, 30—50 Tropfen mehrmals täglich.

Tinctura Rhei aquosa, zu 50 gramm zu verschreiben und theelöffelweise zweimal täglich.

Tinctura Valerianae, zu 5 gramm zu verschreiben, 5—8 Tropfen mehrmals täglich.

Tubera Jalappae, innerlich in Pulver, z. B.:

Rp. Tub. Jalappae 0,3.
Hydrargyri chlorati mitis 0,1.
Pulv. macidis 0,25.
M. f. p. dent. tal. dos. Nr. V.
D. S. Morgens ein Pulver zu nehmen.

Unguentum Hydrargyri album, als Einreibung, zu 10 gramm zu verordnen.

Unguentum Hydrargyri cinereum, zu 10—20 gramm zu verschreiben.

Unguentum Hydrargyri rubrum, wie die beiden vorhergehenden zu verordnen.

Unguentum Veratri, in der Zusammensetzung von 0,10 auf 8,0 Adipis suilli.

Veratrinum, innerlich in Pillen, z. B.:

Rp. Veratrini.
Extr. opii ana 0,05.
Gummi arabici q. s.
f. pilul. Nr. 20. consp. Lycopod.
D. S. Dreimal täglich eine Pille zu nehmen.

Vinum Colchici, innerlich in Tropfen, zu 10 gramm zu verordnen, mehrmals täglich 20 Tropfen zu nehmen.

Vinum stibiatum, innerlich von 10—20 Tropfen, bis zu einem Theelöffel voll, je nachdem man es als Expectorans oder Brechmittel verordnet.

Zincum aceticum, äusserlich in Lösung, z. B.:

Rp. Zinci acetici 0,02.
Aq. destillatae 12,0.
M. D. S. Augenwasser.

Rp. Zinci acetici 0,5.
Aq. destillatae 180,0.
M. D. S. Gurgelwasser.

Zincum chloratum, äusserlich in Substanz oder in Lösung, z. B.:

Rp. Zinci chlorati 0,05.
Aq. destillatae 95,0.
M. D. S. Augenwasser.

Rp. Zinci chlorati 0,15.
Aq. destillatae 15,0.
M. D. S. Zum Bepinseln des Rachens.

Zincum sulfuricum, äusserlich in Lösung, z. B.:
Rp. Zinci sulfurici 0,25.
Aq. destillatae 180,0.
M. D. S. Augenwasser.

Taxe für Handverkaufs-Artikel.

Hierunter sind nur indifferente Arzneistoffe vorhanden, welche in der Apotheke von jedermann ohne ärztliche Verordnung zu erhalten sind.

Zu bemerken ist jedoch, dass der Verkaufspreis solcher einfachen Mittel nicht in allen Apotheken und nicht in jeder Gegend gleich sein kann, da die hierfür aufgestellte Taxe keine staatliche ist, sondern nur auf der Einigung einer Anzahl Apothekenbesitzer beruht, welche entweder ein und derselben Stadt oder demselben Kreis angehören.

Unserer Zusammenstellung ist die Taxe des Strassburger Apothekervereins zu Grunde gelegt und beruht auf solcher Grundlage, dass der Käufer wie der Verkäufer zufrieden gestellt wird. Sie enthält nur die gangbarsten und am meisten gebrauchten Medikamente.

Eine Ermässigung von 20 %, wie bei den ärztlich verordneten differenten Stoffen, kann selbstverständlich von seiten der Apothekenbesitzer hierfür nicht gewährt werden, es ist mit einem Worte die minimale Taxe, unter welcher ohne Schaden des Verkäufers nichts verabfolgt werden kann.

	Gramm	Pfg.
Acidum citricum pulverisatum	10	20
Alumen pulverisatum	10	05
Aqua Calcariae	100	10
" "	500	30
Aqua Picis	100	10
Aqua Plumbi Goulardi	100	10
" " "	1000	60
Calcaria chlorata zur Desinfektion	100	10
Calcium phosphoricum	10	25
Ceratum labiale	10	20
Charta nitrata	400 □cm.	05
Collodium	10	10
Colophonium pulv.	10	05
Cortex Chinae	10	20
Cortex Quassiae	10	05

	Gramm	Pfg.
Cubebae pulv.	10	15
Electuarium lenitivum e. s.	10	10
Emplastrum adhaes. ext.	200 □ cm.	10
Emplastrum cerussae ext.	100 □ cm.	10
Emplastr. Lithargyri simpl.	10	10
Emplastrum saponatum	10	15
Farina Seminis lini	1000	80
Farina seminis Sinapis	100	20
Flores Chammomillae vulg.	10	05
" " "	100	40
Flores Cynae pulv.	10	10
Flores Lamii	10	15
Flores Malvae c. calyc.	10	10
Flores Millefolii	10	05
Flores Sambuci.	10	05
Flores Tiliae c. bract.	10	05
Flores Verbasci	10	10
Flores Violarum	10	15
Folia Malvae	10	05
" "	100	25
Folia Melissae	10	10
Folia Menthae piperit.	10	10
" " "	100	60
Folia Salviae	10	10
" "	100	50
Folia Sennae	10	10
Fructus Foeniculi	10	05
" "	100	25
Fructus Juniperi	100	10
Fungus Chirurgorum.	10	15
Glandes Quercus tost. pulv. gr.	100	15
Glycerinum	10	05
Herba Absynthii	10	05
" "	100	30
Herba Centaurii minoris	10	05
" " "	100	40
Herba Millefolii	10	05
Hirudines ein Stück	—	20
Laminaria 1 Centimeter	—	05
Lichen Carrageen.	100	50
Lichen islandicus.	100	25
Lignum Quassiae.	10	10
Lignum Sassafras	100	30
Linimentum ammoniato-camph.	10	10
Liniment. saponato-camph.	10	10

	Gramm	Pfg.
Lycopodium	10	10
"	100	70
Magnesia usta	10	15
Manna communis	10	10
Naphthalinum pulvis	100	40
Natrium bicarbonicum purum	10	05
Natrium sulfuricum	100	25
Oleum amygdalarum dulcium	10	15
Oleum camphoratum	10	10
Oleum Hyoscyami	10	10
Oleum Jecoris Aselli	100	35
" " "	250	70
Oleum olivarum	100	40
Oleum ricini	10	10
Oleum Terebinthinae	100	25
Pilulae aloëticae cum Saponi	Nr. 10	20
Pilulae aloëticae ferratae	Nr. 10	20
Pilulae ferri carbonici Blaud	Nr. 100	160
Pulpa Tamarindorum depurata	10	10
Pulvis liquiritiae compositus	10	10
Pulvis Magnesiae cum Rheo	10	20
Pulvis Salicylicus cum Talco	100	40
Radix Althaeae	100	25
Radix Colombo conc.	10	05
Radix liquiritiae conc.	100	20
Radix Rhei conc.	10	20
Radix Valerianae conc.	10	05
Rhizoma Calami condita	10	05
Sal Carolinum factitium p.	10	05
" " "	100	40
Sebum cervinum	10	10
Sebum ovile	10	10
Sinapismum Rig	Nr. 1	12
Species amarae	10	10
Species diureticae	100	50
Species laxantes	10	15
" "	100	120
Species Lignorum	100	40
Species pectoral. c. fruct.	100	30
Spiritus aethereus	10	10
Spiritus camphoratus	100	40
Spiritus formicarum	100	50
Spiritus Lavandulae	100	50
Spiritus Melissae compositus	100	60
Spiritus saponatus	100	50

	Gramm	Pfg.
Spiritus Sinapis	10	15
Stipites Dulcamarae	100	25
Sulfur depuratum	10	05
Syrupus Althaeae	100	25
Syrupus Mannae	10	10
Syrupus pectoralis	100	50
Tartarus boraxatus	10	15
Tartarus natronatus	100	80
Trochisci Kalii chlorici	10	10
Trochisci Santonini	10	40
Unguentum basilicum	30	20
Unguentum camphoratum	30	35
Unguentum Cerussae	30	20
Unguentum Glycerini	10	10
Unguentum Kalii jodati	10	15
Unguentum leniens	10	10
Unguentum Plumbi	10	10
Unguentum sulfurat. spl.	10	10
Unguentum Zinci	10	10
Vaselina flava	10	10

Arzneiverordnungen zur subkutanen Injektion.

Bei dieser Verordnung ist der Gebrauch einer in 50 Teilstriche abgeteilten Pravaz'schen Spritze vorausgesetzt und enthält eine solche Spritze genau 1 Gramm destillirtes Wasser. Die grösste Vorsicht ist bei dem Reinigen der Spritze nötig. Dieselbe muss stets vor dem Gebrauch mit warmem Wasser, am besten mit 2 % Carbolwasserlösung, ausgespritzt und auch nach dem Gebrauch derselben ebenso behandelt werden. Ferner empfiehlt es sich, die Canüle der Spritze nach dem Reinigen mit solchem Wasser auszublasen, bis jedes Tröpfchen Flüssigkeit daraus entfernt ist, dann den Draht hindurchgezogen, sofort im Etui aufbewahrt, um so vor Rost und Staub geschützt zu werden.

Die gebräuchlichsten zur subkutanen Injektion angewandten Mittel sind folgende:

Acidum carbolicum purum; 0,4: 20 Aq. destill. 1 bis 2 Spritzen voll zur subkutanen wie parenchymatösen Injektion.

Aether sulfuricus, rein 1—2 Spritzen voll als Excitans.

Antipyrinum mit gleichen Teilen Aq. destillata, 1—2 Spritzen voll.

Apomorphinum hydrochloricum, 0,2: 20 Aq. destill. ½—1 Spritze voll als Emeticum.

Camphora, 1,0: 12 Spirit. dilut. 1 Spritze voll als Excitans.

Extractum Secalis cornuti, 2,5: Glycerini, Spirit. dilut. ana 5,0 ½—1 Spritze voll.

Hydrargyrum bichloratum corrosivum, 0,25: 25 Aq. destill. ½—1 Spritze voll.

Jod, rein ¼—½—1 Spritze voll zur parenchymatösen Injektion.

Morphium hydrochloricum, 0,5: 20 Aq. destill. Glycerini 10,0 ¼—½—1 Spritze voll.

Pilocarpinum hydrochloricum, 0,2: 10 Aq. destill. 1 Spritze voll.

Inhalationen flüssiger Arzneistoffe.

Die Anwendung von Inhalationen flüssiger Arzneistoffe lässt sich nicht immer durch andere Mittel ersetzen und dient hauptsächlich bei Erkrankungen der Respirationsorgane zur Unterstützung von Arzneistoffen zum inneren Gebrauche. Die Einatmung solcher Dämpfe geschieht entweder durch einen Zerstäubungs- oder Inhalations-Apparat. Ist nun ein solcher Apparat nicht vorhanden, so kann man sich sehr leicht auch auf andere Weise helfen. — Man schüttet die zur Einatmung bestimmte Flüssigkeit in ein kleines Gefäss, Eierbecher, Glasschale oder Untertasse, setzt dieselbe auf ein heisses Wasserbad, stülpt hierüber eine steife Papierdüte mit ihrem breiten Ende, lässt das zugespitzte und mit kleiner Oeffnung versehene Ende dieser Düte den Patienten in den Mund nehmen und denselben die sich entwickelnden Dämpfe einsaugen, ähnlich, wie es beim Tabakrauchen geschieht.

Solcher Mittel sind es besonders und in folgender Verordnung:

Acidum carbolicum purum ½%—1% Lösung.
Acidum tannicum ½%—2% Lösung.
Alumen 1%—2% Lösung.
Aqua calcariae rein oder in 50% Lösung.
Aqua chlorata 5%—10% Lösung.
Aqua Kreosoti 1%—5% Lösung.
Aqua Picis 10%—50% Lösung.
Hydrargyrum bichlorat. corrosivum ⅕% Lösung.
Kalium chloricum ¼%—1% Lösung.
Liquor ferri sesquichlorati 1%—3% Lösung.
Natrium chloratum 1%—10% Lösung.
Natrium bicarbonicum 1%—10% Lösung.
Oleum Terebinthinae ½%—5% Lösung.
Plumbum aceticum 1%—3% Lösung.

Bäder und chirurgische Hilfeleistungen.

Die Verordnung von Bädern, sowohl von einfachen, wie zusammengesetzten, ist in beschränktem Masse gestattet. Unter einfachen Bädern werden heisse, warme oder kalte Wasserbäder ohne jeden Zusatz eines medikamentösen Stoffes verstanden, unter zusammengesetzten Bädern solche mit Zusatz von Medikamenten. Die ersteren dienen zur Reinhaltung des Körpers und somit zur Verhütung von Erkrankungen, letztere zur Heilung von Krankheiten. Grössere Krankenkassen, wie solche der Eisenbahnverwaltungen, grösserer Fabrikanlagen etc. thun am besten, wenn dieselben eine eigene Badeanstalt errichten lassen, in welcher einfache Bäder jederzeit an die Mitglieder solcher Krankenkassen entweder unentgeltlich oder gegen einen geringen Geldbeitrag zur Amortisation und Verzinsung des Anlagekapitals und zur Erhaltung der Badeanstalt verabfolgt werden können. Hat man einen geübten Badewärter zur Hand, oder ist die Gelegenheit geboten, einen solchen anzulernen, so können in solchen Badeanstalten auch zusammengesetzte Bäder bereitet und gegeben werden. Ist dieses jedoch nicht der Fall, so müssen solche Bäder in einer öffentlichen Badeanstalt von den Kassenmitgliedern genommen werden und ist es dann stets wünschenswert, wenn der Kassenvorstand in solchem Falle mit den Besitzern von öffentlichen Badeanstalten eine feste Taxe für die einzelnen Arten von Bädern vereinbart.

Von den zusammengesetzten Bädern sind solche anzuwenden, welche sich leicht herstellen lassen und von deren Wirkung man durch die Erfahrung deutliche Beweise hat, alle anderen sind zu vermeiden. Ich möchte folgende Bäder zur Anwendung empfehlen:

1. **Eisen-Bäder,** darzustellen mit ungefähr 100 gramm ferrum sulfuricum siccum.
2. **Kleien-Bäder,** man koche 1—2—3 Pfund Weizenkleie in einem leinenen Beutel mit 4—6 Liter Wasser ab und setze diese Abkochung dann dem warmem Bade zu.
3. **Salz-Bäder,** man setze 2—4—10 Pfund Kochsalz dem warmen Bade zu.
4. **Schwefel-Bäder,** 50—100 Gramm Kalium sulfuratum ad balneum werden aufgelöst und die Auflösung dem Bade zugegossen.

5. **Soda-Bäder,** ½—1 Pfund Soda wird dem warmen Bade zugesetzt.
6. **Sublimat-Bäder,** man verschreibe 2,0 Hydrargyrum bichloratum corrosivum auf 1000 Gramm Wasser und schütte diese Flüssigkeit in das Bad, und endlich
7. **Dampfbäder.** Hierbei möchte ich einen von dem Strassburger Heilgehilfen Bayer konstruirten und sehr praktischen Apparat zur Darreichung von Dampfbädern erwähnen. Dieser Apparat kostet ungefähr 60 Mark, ist sehr dauerhaft hergestellt und kommt jedes Dampfbad auf 12—15 Pfennig zu stehen. Es würde also die Anschaffung eine einmalige grössere Ausgabe verursachen, sich aber in einem Jahre vollständig rentiert haben. Die Handhabung dieses Apparates ist eine äusserst leichte und von Jedermann sofort zu erlernen.

Ferner sind an dieser Stelle die kleinen chirurgischen Hilfeleistungen zu erwähnen, wie das Ansetzen von Blutegel, Setzen von trockenen, Schlagen von nassen Schröpfköpfen, Ausziehen von Zähnen, Anlegen eines Notverbandes, Hilfe bei Gypsverbänden und Operationen. Für alle diese chirurgischen Verrichtungen ist eine feste Taxe zu vereinbaren, welche sich je nach den üblichen Ortspreisen zu richten hat.

Verbandstoffe und notwendiges Instrumentarium.

Ein Verbandkasten zur Aufnahme von Verbandstoffen und den notwendigsten chirurgischen Instrumenten muss so einfach wie möglich gewählt werden, um denselben leicht fortschaffen zu können. Zur Herstellung eines solchen genügt ein Holzkistchen von etwa 50 Ctm. Länge, 30 Ctm. Breite und 30 Ctm. Höhe, wie man ein solches für etwa 1 Mark neu kaufen kann. In dasselbe muss besorgt werden:

1. 250 Gramm Baumwollwatte. — 1 Kilo solcher Watte kostet etwa 4 Mark.
2. 10 Meter ungebleichte Gaze (Mouslin). — 40 Meter kosten 9 Mark.
3. 10 Binden von gestärkter Gaze. 20 Ctm. breit, 5 Meter lang. 40 Meter im Stück kosten etwa 5 Mark.
4. 50 Gramm Jodoformium in einem Glas mit Glasstöpsel aufzubewahren.
5. 1 Liter 5% Carbollösung.
6. 200 Gramm 1% Sublimatlösung, welche zur Herstellung von 2 Litern 1‰ Sublimatlösung dienen.
7. 1 Rolle Heftpflaster.

Als Instrumentenkästchen könnte ein Cigarrenkistchen dienen, welches in obigen Verbandkasten hineingestellt würde. Als Instrumente wähle man:

1 Verbandschere.
1 gerade Wundschere.
1 Cooper'sche Wundschere.
1 Rasiermesser.
1 geknöpftes Skalpell.
1 spitzes Skalpell.
6 Nadeln von verschiedener Stärke.
1 Nadelhalter.
1 Rolle Seide mittlerer Stärke.
1 Fläschchen mit 2 Sorten Catgut.
2 Langenbeck'sche Schieberpincetten.
2 Roser'sche Schieberpincetten.
1 Kornzange.
2 Hakenpincetten.
2 scharfe Wundhaken.
2 stumpfe Wundhaken.
1 Wundspritze.
1 Irrigator.
2 Tracheotomiekanülen.
1 geknöpfte Sonde.
1 gefurchte Sonde.
1 neusilberner Katheter.
6 elastische Katheter.
1 elastische Binde von 2 Meter Länge. (Schlauch ist entbehrlich.)
1 Meter mittlerer Drainröhre.
1 Eiterbecken von Zinn, ferner
200 Gramm Chloroformium.
1 Chloroformmaske.
1 Roser'scher Mundsperrer.

Alle diese angeführten Instrumente sind für ungefähr 60—70 Mark in jeder chirurgischen Instrumentenhandlung zu haben. Die jährlichen Reparaturkosten für dieselben werden kaum ein paar Pfennig betragen.

Ferner ist zur Aufbewahrung der Stoffe für Contentivverbände folgendes nötig:

Ein Blechkasten mit gutschliessendem Deckel, etwa 25 Ctm. lang, 20 breit und 25 Ctm. hoch. Hierin ist zu beschaffen 1 Kilo Gipspulver, kostet etwa 20 Pfg.; dieses Gipspulver empfiehlt sich in einem kleinen Kistchen allein aufzubewahren, welches in den Blechkasten gestellt wird. 12 Gipsbinden — 10 Ctm. breit, 3 Meter lang — 1 Zinkschere, kostet etwa 2 Mark, 3 Meter Zinkschienen, aufgerollt, bei jedem Zinkblechschmied billigst zu haben und schliesslich 6 Lappen Zunder zum Polstern.

Von chirurgischen Bandagen sind am meisten zu beschaffen:

1. Suspensorium, 1—2 Mark.
2. Bruchband, 2—4 Mark.
3. Stelzfuss für den Oberschenkel, etwa 40 Mark.
4. Stelzfuss für den Unterschenkel, etwa 20—30 Mark.
5. Künstlicher Arm mit Hackenansatz, etwa 20—30 Mark.

Maximaldosen der gebräuchlichsten differenten Arzneistoffe.

	pro dosi.	pro die
Acetum Colchici	2,0	6,0
Acetum digitalis	0,5-2,0	10,0
Acetum Scillae	1,0-2,0	10,0
Acidum arsenicosum	0,005	0,02
Acidum benzoicum	0,03	0,3
Acidum carbolicum	0,01 —0,1	0,5
Aconitinum	0,001 —0,004	0,03
Antifebrinum	0,25-1,0	2,0
Apomorphinum hydrochloric.	0,01	0,05
Aqua amygdal. amarum	2,0	8,0
Aqua chlorata	3,0	15,0
Argentum nitricum	0,03	0,2
Atropinum sulfuricum	0,001	0,003
Balsamum copaïvae	2,0	7,0
Bulbus Scillae	0,2	1,0
Chloralum hydratum	3,0	6,0
bei Delirium potatorum	—	8,0
Codeïnum	0,05	0,2
Coniïnum	0,001	0,003
Cuprum sulfuricum	1,0	—
Extractum Aconiti	0,02	0,1
Extractum Belladonnae	0,05	0,2
Extractum Colocynthidis	0,05	0,2
Extractum Conii	0,18	0,6
Extractum digitalis	0,20	1,0
Extractum Hyoscyami	0,20	1,0
Extractum Lactucae virosae	0,60	2,5
Extractum Opii	0,15	0,5
Extractum Scillae	0,20	1,0
Extractum Secalis cornuti	0,10 —0,6	—
Extractum Strammonii	0,10	0,40
Extractum Strychni aquos.	0,20	0,60

	pro dosi	pro die
xtractum Strychni spirituos.	0,05	0,15
olia digitalis	0,20	1,00
utti	0,30	1,00
lerba Conii	0,30	2,00
lerba Hyoscyami	0,30	1,50
ydrargyrum bichlorat. corros.	0,03	0,10
alium chloricum	—	6,0
bei Kindern	—	2,0
actucarium	0,30	1,0
iquor Kalii arsenicosi	0,5	2,0
lorphium hydrochloricum	0,03	0,10
leum Crotonis	0,05	0,10
pium	0,15	0,5
hosphorus	0,001	0,005
lumbum aceticum	0,10	0,5
bei starker Hæmoptoë	—	1,0
antoninum	0,10	0,3
trychninum nitricum	0,01	0,02
artarus stibiatus	0,20	0,5
eratrinum	0,005	0,02
inum colchicum	2,0	6,0
incum sulfuricum	1,0	—
in refracta dosi pro emetico	1,2	—

Verlag von KARL J. TRÜBNER in Strassburg.

DE BARY, A. Die Erscheinung der Symbiose. Vortrag, gehalten auf der Versammlung deutscher Naturforscher und Aerzte zu Cassel. 8⁰. II. u. 30 S. 1879. Preis ℳ 1.—.

FISCHER, Dr. med. ERNST. Das Naphthalin in der Heilkunde und in der Landwirthschaft mit besonderer Rücksicht auf seine Verwendung zur Vertilgung der Reblaus. 8⁰. 98 S. 1883. Preis ℳ 2.—.

FREUND, W. A. Gynäkologische Klinik. I. Band. 8⁰. 700 Seiten. Mit einem Atlas von 38 zum Theil colorirten Tafeln gross 4⁰ und zahlreichen Holzschnitten. 1885. Preis ℳ 45.—.

Inhalt des ersten Bandes: Ueber das sogenannte kyphotische Becken nebst Untersuchungen über Statik und Mechanik des Beckens. Von Prof. Dr. W. A. Freund. — Die Verletzungen der Scheide und des Dammes bei natürlich ablaufender und bei künstlich mittelst der Zange beendigter Geburt. Von demselben. — Das Bindegewebe im weiblichen Becken und seine pathologischen Veränderungen mit besonderer Berücksichtigung der parametritis chronica atrophicans und der Echinococcus-Krankheit. Von demselben. — Zur physiologischen und pathologischen Morphologie der Gebärmutter. Von Dr. H. Bayer. — Die nachträgliche Diagnose der Lagerung des Eis im Uterus aus den ausgestossenen Nachgeburtstheilen. Von Dr. Homburger. — Ueber die Beziehung der Stärke der Ligamenta rotunda zur Leistung der Uterusmuskulatur. Von demselben.

FRIEDLÄNDER, CARL. Ueber Epithelwucherung und Krebs. Pathologisch-Anatomische Untersuchungen. Mit 2 lithographirten Tafeln. gr. 8⁰. 57 S. 1877. Preis ℳ 3.—

GOLTZ, F. Wider die Humanaster! Rechtfertigung eines Vivisectors. 8⁰. 36 S. 1883. Preis ℳ 1.—.

HOPPE-SEYLER, F. Ueber die Einwirkung des Sauerstoffs auf Gährungen. Festschrift zur Feier des 25jährigen Bestehens des Pathologischen Instituts zu Berlin, Herrn Geh. Medicinalrath Prof. Dr. Rudolf Virchow überreicht. 8⁰. 32 S. 1881. Preis ℳ 1.—.

— **Ueber die Entwickelung der physiologischen Chemie und ihre Bedeutung für die Medicin.** Rede zur Feier der Eröffnung des neuen physiologisch-chemischen Instituts der Kaiser Wilhelms-Universität Strassburg, gehalten am 18. Februar. 1884. gr. 8⁰. 32 S. Preis ℳ 1.—.

Bei Fragen zur Produktsicherheit wenden Sie sich bitte an:
If you have any questions regarding product safety,
please contact:

Walter de Gruyter GmbH
Genthiner Straße 13
10785 Berlin
productsafety@degruyterbrill.com